BEI GRIN MACHT SICH IHR WISSEN BEZAHLT

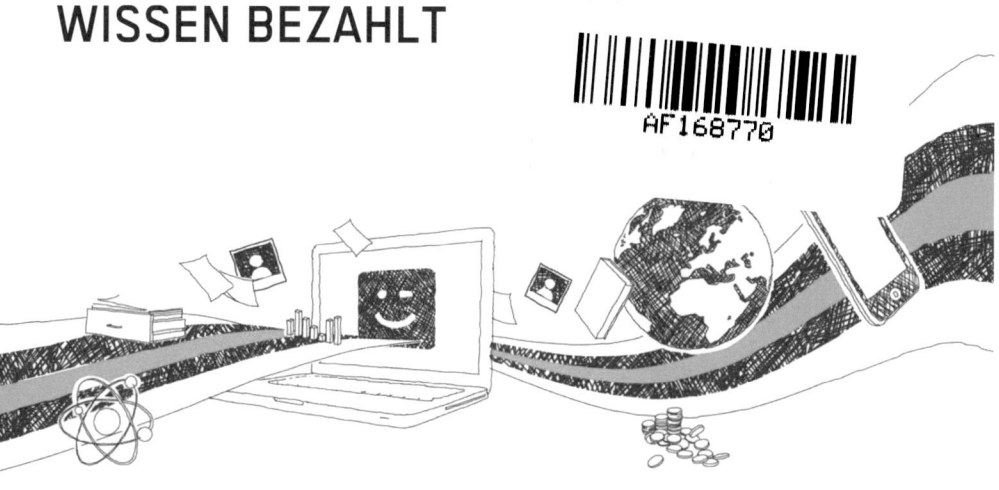

- Wir veröffentlichen Ihre Hausarbeit, Bachelor- und Masterarbeit

- Ihr eigenes eBook und Buch - weltweit in allen wichtigen Shops

- Verdienen Sie an jedem Verkauf

Jetzt bei www.GRIN.com hochladen und kostenlos publizieren

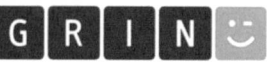

Bibliografische Information der Deutschen Nationalbibliothek:

Die Deutsche Bibliothek verzeichnet diese Publikation in der Deutschen Nationalbibliografie; detaillierte bibliografische Daten sind im Internet über http://dnb.d-nb.de/ abrufbar.

Dieses Werk sowie alle darin enthaltenen einzelnen Beiträge und Abbildungen sind urheberrechtlich geschützt. Jede Verwertung, die nicht ausdrücklich vom Urheberrechtsschutz zugelassen ist, bedarf der vorherigen Zustimmung des Verlages. Das gilt insbesondere für Vervielfältigungen, Bearbeitungen, Übersetzungen, Mikroverfilmungen, Auswertungen durch Datenbanken und für die Einspeicherung und Verarbeitung in elektronische Systeme. Alle Rechte, auch die des auszugsweisen Nachdrucks, der fotomechanischen Wiedergabe (einschließlich Mikrokopie) sowie der Auswertung durch Datenbanken oder ähnliche Einrichtungen, vorbehalten.

Impressum:

Copyright © 2016 GRIN Verlag
Druck und Bindung: Books on Demand GmbH, Norderstedt Germany
ISBN: 9783668850330

Dieses Buch bei GRIN:

https://www.grin.com/document/447047

Vanessa Schuster

Chancen und Herausforderungen der Pränataldiagnostik

Medizinische und moralische Anmerkungen

GRIN Verlag

GRIN - Your knowledge has value

Der GRIN Verlag publiziert seit 1998 wissenschaftliche Arbeiten von Studenten, Hochschullehrern und anderen Akademikern als eBook und gedrucktes Buch. Die Verlagswebsite www.grin.com ist die ideale Plattform zur Veröffentlichung von Hausarbeiten, Abschlussarbeiten, wissenschaftlichen Aufsätzen, Dissertationen und Fachbüchern.

Besuchen Sie uns im Internet:

http://www.grin.com/

http://www.facebook.com/grincom

http://www.twitter.com/grin_com

MSH Medical School Hamburg
University of Applied Sciences and Medical University

Fakultät Gesundheit

Studienarbeit
Pränataldiagnostik*

* Genderhinweis: Personenbezogene Bezeichnungen sind genderneutral zu verstehen.

INHALTSVERZEICHNIS

1 Allgemeine Informationen 3

2 Methoden 4

    2.1 Nicht invasive Methoden 4

    2.2 Invasive Methoden 6

3 Vorteile der Pränataldiagnostik 8

4 Nachteile der Pränataldiagnostik 10

    4.1 Medizinische Nachteile 10

    4.2 Moralische Nachteile 11

5 Erörterung: Gewissenskonflikte 12

6 Literaturverzeichnis 15

1 Allgemeine Informationen

Pränataldiagnostik beinhaltet medizinische Untersuchungen, welche gezielt nach Störungen in der Entwicklung von ungeborenen Kindern sucht. Dabei kann es sich um Hinweise auf mögliche Chromosomenabweichungen oder um erblich bedingte Erkrankungen handeln.

Alle Untersuchungsmethoden der Pränataldiagnostik enthalten Chancen und Risiken. Das Hauptziel der Pränataldiagnostik besteht darin, schwangere Frauen und ihre Partner/Innen zu beruhigen und zu bestätigen, dass das Kind gesund ist. Der Wunsch nach einer solchen Bestätigung/Beruhigung lässt viele Paare den Weg der Pränataldiagnostik einschlagen, aber oft werden Risiken und/oder unerwartete Ergebnisse der Untersuchungen außer Acht gelassen. Zusätzlich zu erwähnen ist, dass für alle Untersuchungen Folgendes gilt:

1. Häufig kommen nicht eindeutige Testergebnisse zustande, die keine Aussage über den tatsächlichen Zustand des Fötus erlauben. Solche ungenauen Resultate ziehen möglicherweise weitere Untersuchungen nach sich, um zu eindeutigen Erkenntnissen gelangen zu können. Eine derartige Anhäufung von Untersuchungen bedeutet nicht nur enormen Stress für alle Beteiligten, sie erhöht auch die mit der Pränataldiagnostik verbundenen Risiken.

2. Durch die Untersuchungen können zwar häufig Behinderungen oder Entwicklungsstörungen an den ungeborenen Kindern erkannt werden, aber nicht alle erkannten Krankheiten der Föten können während der Schwangerschaft oder nach der Geburt behandelt werden. Dies liegt daran, dass es Krankheiten und Behinderungen gibt, die man auch heute noch nicht heilen kann. Dabei stellt sich oft die Frage, ob es wirklich sinnvoll ist, wissen zu wollen, ob dem eigenen Kind etwas fehlt, oder ob man es lieber einfach auf sich zukommen lassen sollte.

3. Ein weiteres Risiko, steht in Zusammenhang mit der Aussagekraft der Ergebnisse. Oft sagt das Resultat der Untersuchungen wenig darüber aus, wie sehr das Kind nach der Geburt von einer Erkrankung tatsächlich beeinträchtigt sein wird. Behinderungen lassen sich oft in verschiedenen Stufen unterscheiden.

Als Beispiel hierfür sei die Behinderung Trisomie 21 genannt, welche eine der am häufigsten auftretenden Chromosomenabweichungen ist. Dabei gibt es verschiedene Abstufungen der Betroffenheit des Kindes. Im Bereich der Pränataldiagnostik, kann man zwar feststellen, dass das ungeborene Kind mit der Behinderung veranlagt ist, jedoch nicht, wie sehr das Kind nach der Geburt und im weiteren Leben beeinträchtigt sein wird.

Des Weiteren ist zu erwähnen, dass sich die pränataldiagnostischen Untersuchungen in invasive und nicht invasive Methoden aufteilen lassen. Auf die Arten und deren Unterschiede wird im Folgenden genauer eingegangen. Auch Risikochancen und die verschiedenen Methoden werde ausführlich erklärt.

2 Methoden

Zunächst ist der Unterschied zwischen invasiven und nichtinvasiven Methoden zu klären, da beide Formen in der Pränataldiagnostik ihre Anwendung finden und hier aufgeführt werden.

Invasiv bedeutet so viel wie 'eingreifen', denn jede invasive Untersuchungsmethode ist mit einem Eingriff am Körper der Schwangeren verbunden, der eine Fehlgeburt auslösen kann. Dafür liefert sie viel präzisere Ergebnisse zu genetischen Veränderungen als nichtinvasive Methoden. Zu denen gehören die Serologie und die Sonographie, also sowohl Ultraschall- als auch Blutuntersuchungen (Wassermann & Rohde, 2009).

2.1 Nicht invasive Methoden

Sie gehören zu den allgemeinen Vorsorgeuntersuchungen für schwangere Frauen.

Bei Ultraschalluntersuchungen erscheint ein Bild, dass durch die Reflektion der von einem Schallkopf ausgesandten Ultraschallwellen durch den Körper der Frau und das Ungeborene entsteht. Es existieren zwei Methoden der Ultraschalluntersuchungen die vaginale, welche nur im ersten Schwangerschaftsdrittel verwandt wird, und die über die Bauchdecke. (Wassermann & Rohde, 2009).

Eine der gängigsten Ultraschallmethoden stellt die Fetometrie dar. Hierbei geht es um die Vermessung des Fötus zur Sicherstellung seiner Gesundheit und der möglichen Identifikation von Wachstums- oder Entwicklungsstörungen.

Zudem beeinflusst das Ergebnis der Untersuchung „das weitere Management der Schwangerschaft und gegebenenfalls auch die Geburt" (Hagen & Entezami, 2014, S. 3). Vermessen werden hierbei der der Kopf- und Bauchumfang, die Fruchtwassermenge, sowie die Oberschenkellängen, außerdem gibt die Untersuchung Auskunft über das ungefähre Gewicht, die Lage des Kindes, den Herzschlag, die Entwicklung des kindlichen Rückens, die Lage der Plazenta und Bewegungsmuster des Kindes werden sichtbar.

Zu einer weiteren nicht invasiven Methode gehört das Ersttrimester-Screening, dies gehört laut den Mutterschaftsrichtlinien nicht zu den Vorsorgeuntersuchungen und darf nur auf Wunsch der Schwangeren und auf ihre Kosten durchgeführt werden. Es handelt sich hierbei um spezielle Ultraschall-Untersuchungen, die nur zwischen der 11. und 14. Woche und in speziellen Kliniken durchgeführt werden. Zum einen beinhaltet dieses Screening die Nackentransparenzmessung die ermitteln soll, ob bei dem Fötus ein erhöhtes Risiko besteht mit einer Chromosomenstörung oder einer Fehlbildung geboren zu werden.

Der Begriff Nackentransparenz (NT) bezieht sich auf eine zwischen der Haut und der Wirbelsäule gelegene Flüssigkeitsansammlung (Ödem) im Nackenbereich eines ungeborenen Kindes [...]. Sie [entsteht] in dem sich das Lymphsystem und die Funktionen der Nieren entwickeln. [...] Bei einer auffallenden Vergrößerung der Nackentransparenz ist die Wahrscheinlichkeit für verschiedene Fehlbildungen erhöht (z.B. Trisomie 13,18,21, Turner-Syndrom, Herzfehler, Skelettfehlbildungen, Zwerchfellhernie und Nierenfehlbildungen [...]) (Wassermann & Rohde, 2009, S. 39) Eine weitere Untersuchung des Ersttrimester-Screenings ist die Nasenbeinmessung, welche in der Regel in der 14. Schwangerschaftswoche durchgeführt und auch meist zur vorgeburtlichen Untersuchung von Trisomie 21 herangezogen wird. Hierbei soll im Zuge einer Ultraschall-Untersuchung festgestellt werden, ob das Nasenbein des Fötus sichtbar ist oder nicht. Bei gesunden Kindern ist dies meist schon ab der 12. Woche sichtbar, während es sich bei am Down-Syndrom erkrankten Föten erst später entwickelt.

Ferner wird eine Blutuntersuchung durchgeführt, bei der „die Konzentration des Eiweißstoffes PAPP-A und des Schwangerschaftshormons β-HCG" bestimmt werden, um das Risiko zu benennen, dass die Frau ein Kind mit einer Chromosomen störung gebärt. (Wassermann & Rohde, 2009, S. 42)

2.2 Invasive Methoden

Zu nennen ist hier zunächst die Nabelschnurpunktion oder auch Chordozentese. Es wird ab der 18. Woche mithilfe einer Hohlnadel Blut aus der Nabelschnur entnommen und in eine Kultur gegeben. Diese Untersuchung wird meist angewandt, wenn ein möglichst schnelles und genaues Ergebnis einer Chromosomenuntersuchung oder die Klärung spezieller Fragen nötig ist. Ein Vorteil ist die Schnelligkeit der Analyse, der Befund liegt im Durchschnitt nach etwa 3 Tagen vor, jedoch steigt bei diesem Eingriff das Risiko für eine Fehlgeburt auf etwa ein bis drei Prozent, dies ist die höchste Fehlgeburtenrate aller invasiven Methoden (Wassermann & Rohde, 2009). Indikationen für eine Chordozentese können sein:

- auffälliger Ultraschallbefund im Rahmen der Organdiagnostik
- Ausschluss von erkennbaren Chromosomenstörungen
- Verdacht auf kindliche Infektionen (zum Nachweis von Erregern oder Antikörpern)
- Verdacht auf oder bestehende Blutgruppenunverträglichkeit
- Verdacht auf Anämie (Blutarmut)
- Kontrolluntersuchung bei schwer interpretierbaren Befunden bei vorangegangener Fruchtwasseruntersuchung

Weiterhin gibt es auch therapeutische Gründe, eine Nabelschnurpunktion vorzunehmen:

- Bluttransfusion bei bestehender kindlicher Blutarmut
- Medikamentengabe an das Kind z.B. bei Herzrhythmusstörungen
- Behandlung anderer Blutkrankheiten, z.b. Mangel an Blutplättchen

Eine weitere wichtige invasive Untersuchung ist die Fruchtwasseruntersuchung, auch Amniozentese genannt. Hierbei wird eine Hohlnadel durch die Bauchdecke in die Fruchtblase der Schwangeren eingeführt und es werden ca. 10-15 ml Fruchtwasser mit abgelösten Zellen des Fötus entnommen. Durchgeführt wird diese Untersuchung zwischen der 15.-18. Schwangerschaftswoche und es dauert etwa zwei Wochen bis das Ergebnis vorliegt, da Gewebekulturen angesetzt werden müssen, bevor die Chromosomenuntersuchung durchgeführt werden kann. Sie dient zur Erstellung von sehr genauen Diagnosen von Gendefekten, einiger Erb- und Stoffwechselkrankheiten oder Infektionen. „Die häufigste Chromosomenanomalie ist die Trisomie 21" (Wassermann & Rohde, 2009, S. 44). Das Risiko für eine Fehlgeburt wird bei diesem Eingriff auf 0,5-1% geschätzt, das Risiko für eine 35-jährige Frau ein Kind mit Down-Syndrom zu bekommen liegt jedoch bei 1:365. Es ist also wahrscheinlicher, dass das Kind der Patientin, die diese Methode an sich anwenden lässt, stirbt, als dass es eine Chromosomenstörung aufweist (Wassermann & Rohde, 2009). Außerdem gibt es für die meisten der Störungen, die sich mithilfe dieser Untersuchung feststellen lassen, keine Therapie. Die Schwangere muss sich in einem derartigen Fall also entscheiden, ob sie das Kind behält oder abtreibt, was eine große Belastung darstellen kann. Abschließend wird noch auf die Plazentapunktion, Chorionzottenbiopsie, eingegangen. Bei der Untersuchung werden mithilfe einer dünnen Hohlnadel durch die Bauchdecke Zellen aus dem Gewebe entnommen, dass den Fötus umgibt und sich später zur Plazenta entwickelt. Sie wird üblicherweise zwischen der 10. und 13. Schwangerschaftswoche durchgeführt. Im Labor werden die entnommenen Zellen auf Chromosomenveränderungen untersucht. Erbkrankheiten oder genetische Erkrankungen können sehr gut diagnostiziert werden, da die Zellen dasselbe Erbgut tragen wie der Fötus. Der Erstbefund liegt nach ein bis zwei Tagen vor und nach etwa zwei Wochen kann noch ein Langzeitergebnis zur Sicherheit gegeben werden. Nach etwa 1,5 -

2 % der Eingriffe kommt es zu einer Fehlgeburt. Diese Methode wird oft dann verwendet, wenn möglichst früh oder schnell ein Ergebnis benötigt wird, da die Chromosomen sofort untersucht werden können. Sie folgt oft auf die Diagnose einer erhöhten Nackentransparenz um Klarheit zu schaffen. Nachteilig ist, dass „Ergebnisse [manchmal] unklar [sind] und die Untersuchung [...] wiederholt werden [muss] oder es muss eine Amniozentese folgen (in ca. 2% der Fälle)" (Wassermann & Rohde, 2009, S. 47).

3 Vorteile der Pränataldiagnostik

Was als Vorteil oder Nachteil der Pränataldiagnostik angesehen werden kann, wird in der Öffentlichkeit kontrovers diskutiert. Die folgende Aufteilung in Vor- und Nachteile orientiert sich an der recherchierten Mehrheitsmeinung. Des Weiteren handelt es sich längst nicht um alle Vorteile, sondern nur um eine kleine Aufzählung, die einen Einblick ermöglichen soll.

Einer der größten Vorteile einer pränataldiagnostischen Untersuchung, ist die bereits oben genannte Komponente: die Beruhigung der Eltern. Dieser Vorteil gilt besonders in Situationen, in denen Familien bereits ein oder mehrere Kinder verloren, Fehlgeburten erlitten oder behinderte Kinder geboren haben. Aber auch wenn genetische Erkrankungen in der Familie vorliegen, können pränataldiagnostische Untersuchungen eine große Beruhigung bringen. Hauptsächlich liegt dies daran, dass die Familien eine Aufklärung darüber erlangen, ob ihr ungeborenes Kind von eventuell vorliegenden Erbkrankheiten betroffen ist. Ein weiterer Vorteil ist das Erkennen und frühzeitige Behandeln von ebendiesen Erkrankungen und Behinderungen. Wenn eine Solche vorhanden ist, können pränataldiagnostische Untersuchungen nützliche Informationen liefern. Bei bestimmten Erkrankungen können vorgeburtliche Therapien angewandt und eingeleitet werden. Außerdem können Informationen und Konsequenzen der pränatalen Diagnostik dazu führen, dass die Geburt in einem spezialisierten Krankenhaus geplant werden sollte, um eine optimale Erstversorgung des Neugeborenen zu gewährleisten.

Diese Verbesserung der Geburtsplanung leitet zu einem weiteren Vorteil über: der allgemeinen Vorbereitung auf das Neugeborene. Diese Vorbereitung bezieht sich nicht nur auf medizinische, sondern auch auf wohnliche, familiäre, finanzielle, soziale und weitere Aspekte.

Die Zeit nach der Entbindung kann besser geplant werden und die Familie kann sich frühzeitig auf ein möglicherweise behindertes Kind einstellen. Für Viele liegt der Vorteil auch darin, „Erwartungen zu managen", die eigenen, die der Familie und die des Umfeldes. So können spontane Enttäuschungen vermieden werden, die nicht nur der Familie, sondern auch dem Kind schaden würden. Mit optimaler, auch psychologischer, Vorbereitung gelingt es dann vielleicht, sich auf ein eingeschränktes Kind freuen zu können.

Ebenso kann man den Schwangerschaftsabbruch als eine Art Vorteil betrachten. Nicht jede Mutter und ihre Partner/innen sind in der Lage ein schwer erkranktes oder beeinträchtigtes Kind anzunehmen und großzuziehen. In vielen Fällen kann der Schwangerschaftsabbruch eine legitime Option darstellen, um eventuell unüberbrückbaren Schwierigkeiten aus dem Weg zu gehen. (Wassermann & Rohde, 2009)

Zudem können die Methoden und deren Ergebnisse für viele Verminderung von Stress hervorrufen, indem sie eine Aufklärung darüber erhalten, ob das Kind gesund ist oder nicht.

Ebenso zählt die Kosteneinsparung als ein positives Argument. Dieser Punkt tritt jedoch nur dann ein, wenn die Diagnose zu einem Schwangerschaftsabbruch führt. Denn Tatsache ist, dass ein behindertes oder eingeschränktes Kind viele Kosten verursacht. Viele Familien können diese Kosten nicht aufbringen und den Zusatzaufwand nicht leisten und somit kein beeinträchtigtes Kind versorgen. Ein Schwangerschaftsabbruch erspart viele Kosten und Ressourcen, die dann für andere Dinge im Leben verwendet werden können. Für ärmlichere Familien ist dies ein großer Vorteil, da sie oft nicht Mittel besitzen, um sich ein eingeschränktes Leben leisten zu können.

Einer der letzten und vielleicht stärksten Vorteile besteht in der langfristigen Verminderung von durch die Pränataldiagnostik erkennbaren Erbschäden und Krankheiten in der Bevölkerung und damit zu verbesserten Gesundheitsstruktur insgesamt. Diesen Vorteil illustriert und untermauert folgendes Zitat:

„Prenatal diagnostic methods have enabled many couples with a known genetic risk to have healthy children. As a result, the incidence of certain genetic diseases, for example, Tay Sachs disease, Down's syndrome […] has been remarkably reduced" (Peter T. Rowley – Genetic Screening: Marvel or Menace, Journal Science 1984).

Nach diesem Zitat haben im Laufe der Generationen pränataldiagnostische Methoden Paare mit genetischen Risiken dazu verholfen, gesunde Kinder zu bekommen. Als Folge, genetische Erkrankungen rechtzeitig erkennen und behandeln zu können, haben sich zum Beispiel das bekannte Down Syndrom, aber auch andere Erkrankungen bemerkenswert vermindert. Für die Zukunft kann man davon ausgehen, dass immer mehr Erkrankungen rechtzeitig erkannt und behandelt werden können und somit immer weniger von Erkrankungen und Beeinträchtigungen betroffen sind. Es ist zu hoffen, dass man durch die Pränataldiagnostik Erkrankungen komplett heilen und eliminieren kann.

4 Nachteile der Pränataldiagnostik
Wie schon bei den Vorteilen ist auch die Aufstellung der im Folgenden aufgeführten Nachteile nicht vollständig, sondern orientiert sich an den meistgenannten Argumenten. Diese Nachteile lassen sich in moralische und medizinische Ansichtsweisen aufteilen.

4.1 Medizinische Nachteile
Bei den komplizierten medizinischen Eingriffen, besteht immer eine Gefahr für die Mutter und das Kind. Dabei kann es sich um Komplikationen, wie Blutungen oder im schlimmsten Fall um eine Fehlgeburt handeln. Gerade invasive Methoden können die Risiken und Gefahren enorm erhöhen. Auch das Vorkommen von nicht eindeutigen Untersuchungsergebnissen kann Gefahren mit sich bringen. Jede Folgeuntersuchung, um ein eindeutiges Ergebnis zu bekommen, erhöht wiederum das Risiko von Komplikationen.
Ein weiterer Nachteil ist der psychische Druck, der aufgebaut wird. Die Eltern des ungeborenen Kindes können die Schwangerschaft oft nicht mehr genießen und unbeschwert erleben, wenn sie mit Methoden, Risiken oder Zahlen konfrontiert werden. Die Paare erleben die Vielfalt der Untersuchungsmethoden oft als belastend und beunruhigend. Die Folge besteht darin, dass man das Kind nicht mehr als Lebewesen, sondern eher als wissenschaftliches Testsubjekt betrachtet und die Freude an der Schwangerschaft und die Vorfreude auf die Geburt, durch Angst ersetzt wird. Ebenso kann es möglicherweise dazu kommen, dass durch die Untersuchungsergebnisse Eltern dazu gezwungen werden, Entscheidungen zu treffen, die sie nicht über ihr Kind treffen können oder wollen. Dieser Zwiespalt verstärkt den psychischen Druck und erschwert somit die weiterlaufende Schwangerschaft. Da solch ein Nachteil häufig auftritt, ist

bereits an dieser Stelle darauf hinzuweisen, dass Eltern und Familien in den verschiedensten Situationen nach dem Schwangerschaftskonfliktgesetz einen Rechtsanspruch auf eine psychosoziale Beratung und Betreuung haben (Wassermann & Rohde, 2009).

4.2 Moralische Nachteile

Jede Entscheidung die über das Kind getroffen und jede Untersuchung die unternommen wird, kann man als moralisch bedenklich und verantwortungslos dem Kind gegenüber betrachten. Das uneingeschränkte Recht auf Leben gilt auch für die Ungeborenen Menschen die keine Chance haben ihre eigenen Entscheidungen treffen oder sich Verhör verschaffen zu können. Daher wird oft von Verantwortungslosigkeit gesprochen, da für das ungeborene Kind entschieden wird, was einerseits natürlich nicht anders geht, andererseits aber eben moralisch bedenklich ist.

Kritiker der Pränataldiagnostik sehen in ihr außerdem ein Eingreifen des Menschen in natürliche Prozesse und argumentieren, dass eine medizinische Beeinflussung und deutliche Grenzüberschreitung darstellt. Des Weiteren führt die Pränataldiagnostik zu der Entstehung einer medizinischen Zweiklassengesellschaft. Laut Duden bedeutet eine Zweiklassengesellschaft: „eine Gesellschaftsform die aus einer Klasse der Wohlhabenden und einer Klasse der Mittellosen besteht". In Bezug auf die Medizin ist vorweg zu klären, dass der medizinische Fortschritt und der demografische Wandel dazu führen, dass medizinische Dienstleistungen nicht allen Mitgliedern in gleichem Maße zur Verfügung stehen. Das Bestreben in der Zukunft liegt ganz klar darin, dass es eine solche Zweiklassengesellschaft im Bereich der Medizin nicht geben wird und sich alle Menschen solche Dienstleistungen oder teuren Diagnostiken leisten können. Entsprechen ist der Stand im Moment, dass in der Pränataldiagnostik viele Untersuchungen nicht von der Krankenkasse übernommen werden und sich somit viele die Methoden nicht leisten können. Je nach Alter und Dringlichkeit werden manche Methoden, beispielsweise die nicht invasive Methode der Sonografie oder die invasive Methode der Fruchtwasseruntersuchung in den meisten Fällen von der Krankenkassen übernommen. Aber überwiegend muss man die finanziell belastenden Untersuchungen selbst bezahlen.

5 Erörterung: Gewissenskonflikte

Um sich besser auf die Gewissenskonflikte zu konzentrieren und sie genauer erklären zu können, dient die folgende Leitfrage als roter Faden:

Pränataldiagnostik: Fluch oder Segen?`
Die folgenden Gewissenskonflikte beziehen sich auf das Beispiel der genetischen Krankheit Muskeldystrophie Duchenne. Wie bereits im anderen Kapitel erwähnt, besteht die 50%ige Chance, dass das Kind von der Erbkrankheit betroffen ist. Allgemeine Gewissenskonflikte können bereits vor den Untersuchungen beginnen. Dabei handelt es sich hauptsächlich um die Fragen, die das Kind, dessen Zukunft und die Familie im Allgemeinen betreffen. In Bezug auf das Beispiel Dystrophie Duchenne, entstehen Konflikte für die Mutter, durch die Kenntnis, das Gen in sich zu tragen und konfrontiert sie mit einer Reihe von Konsequenzen und schwierigen Entscheidungen. Als erstes kommt die Frage in den Sinn, ob das Kind die Krankheit wirklich bekommt oder nicht, aber auch, was passieren wird oder muss, wenn das Kind tatsächlich betroffen ist. Wie soll es weiter gehen? Soll man das Kind bekommen? Möchte man ein beeinträchtigtes Kind? Will man das Risiko eingehen, ein Kind zu bekommen, das letztendlich an der Krankheit sterben wird? Dies sind nur einige Fragen die aufgeworfen werden und die einer gewissenhaften Beantwortung bedürfen.

Wie bei den Nachteilen bereits genannt, steigt der psychische Druck bei den Eltern und der Familie, da sie Entscheidungen über das Kind treffen müssen, die sie vielleicht nicht treffen können oder wollen. Die Tatsache, dass eine getroffene Entscheidung nicht rückgängig gemacht werden kann und das Leben des Kindes immer beeinflussen wird, ist eine schwere Realität, die man lernen muss zu akzeptieren. Einerseits ist es ein enormer Vorteil, solche Untersuchungen und Methoden anwenden zu können, um heraus zu finden, was einen erwartet und die Chance zu bekommen, sich darauf vorbereiten zu können. Man realisiert jedoch nicht, was diese Untersuchungen alles mit sich bringen. Viele erhoffen sich eine positive Antwort und einen Abschluss mit der Pränataldiagnostik. Verdrängen tut man dabei oft die möglich auftretenden Konsequenzen. Beispielsweise, wenn es dazu kommt, keine positive Antwort zu bekommen, starten unerwartete Denkprozesse, mit denen man sich vorher nicht wirklich auseinandergesetzt hat, jetzt aber auseinander setzen muss. Dadurch wird der psychische Druck verstärkt. Um solchen Denkprozessen vorbeugen zu können, sollten sich Eltern bereits vor der Schwangerschaft oder in den Anfängen der Schwangerschaft mit der Pränataldiagnostik auseinandersetzen.

Somit kann man davon ausgehen, dass die Methoden und Untersuchungen der Pränataldiagnostik zwar als Segen angesehen werden können, da es viele Vorteile birgt. Aber andererseits folgen viele Entscheidungen, die getroffen werden müssen und unerwartete Befunde konfrontieren viele mit Denkprozessen, die sie nie im Leben erwartet hätten. Somit besteht ein Fluch darin, dass man psychisch, moralisch und seelisch gefordert und an die Grenzen getrieben wird.

Im Fall der Erbkrankheit Dystrophie Duchenne sollte man sich genau überlegen, ob man überhaupt wissen möchte, ob das Kind krank sein wird oder nicht. Immerhin handelt es sich hier um ein menschliches Lebewesen und während der Schwangerschaft entstehen mütterliche Bindungen, die nicht außer Acht gelassen werden sollte. Ein Kind abtreiben zu lassen darf keine leichtsinnige vorschnelle Entscheidung sein. Sollte nicht jedes Kind die Chance bekommen, das Leben zu entdecken, egal, welche Form dieses Dasein hat?

Man kann diese Entscheidung nicht für andere treffen, nur die Eltern selbst können für sich und ihr Kind entscheiden. Die Pränataldiagnostik kann nur einen Überblick verschaffen und versuchen, eine Hilfeleistung zu bieten. Die Betroffenen müssen ihre Optionen und Alternativen durchgehen und selbst entscheiden, was sie möchten und erwarten.

Daher sollte man sich darüber Gedanken machen, ob es vielleicht besser wäre, nicht zu erfahren, ob das Kind beeinträchtigt ist oder nicht, da es einen selbst und jeden Beteiligten zu sehr fordert.

Letztendlich ist somit zu sagen, dass man pränataldiagnostische Methoden und Untersuchungen zwar immer als Option empfehlen kann, jedoch sollte man sich im Vorwege denkbaren Konsequenzen bewusst sein und sich damit abfinden können. Natürlich ist dies leichter gesagt als getan, aber durch Prävention und Objektivität wird man die psychischen Forderungen der Pränataldiagnostik meistern können. Ebenfalls spielt Unterstützung des Partners, der Familie oder des Arztes eine große Rolle.

'Pränataldiagnostik: Fluch oder Segen?'

Diese Frage kann man nicht mit Ja oder Nein beantworten und ist von Person zu Person wohl auch unterschiedlich zu entscheiden. Im Endeffekt muss jeder für sich selbst feststellen, ob man sich dem aussetzen möchte oder nicht. Man darf nicht aus den Augen verlieren, dass es sich im Endeffekt um ein kleines, unschuldiges, ungeborenes Kind handelt und nicht um einen Gegenstand.

6 Literaturverzeichnis

Hagen, A., Entezami, M. (2014). Sonographische Pränataldiagnostik: Zweitrimesterscreening. Berlin: Walter de Gruyter GmbH

Wassermann, K., Rohde, A. (2009). Pränataldiagnostik und psychosoziale Beratung: Aus der Praxis für die Praxis. Stuttgart: Schattauer GmbH

http://dgk.de/frauengesundheit/schwangerschaft/praenataldiagnostik/nicht-invasive-praenataldiagnostik.html

http://flexikon.doccheck.com/de/Fetometrie

http://www.familie.de/gesundheit/praenatalen-diagnostik-invasive-methoden-540577.html

http://www.pnd-beratung.de/was-ist-pnd/invasive-untersuchungen/fruchtwasseruntersuchung/

https://praenataldiagnostik11.wordpress.com/nicht-invasive-verfahren-nackenfaltenmessung/

http://www.urbia.de/magazin/schwangerschaft/gesundheit-und-ernaehrung/ultraschall-in-der-schwangerenvorsorge

BEI GRIN MACHT SICH IHR WISSEN BEZAHLT

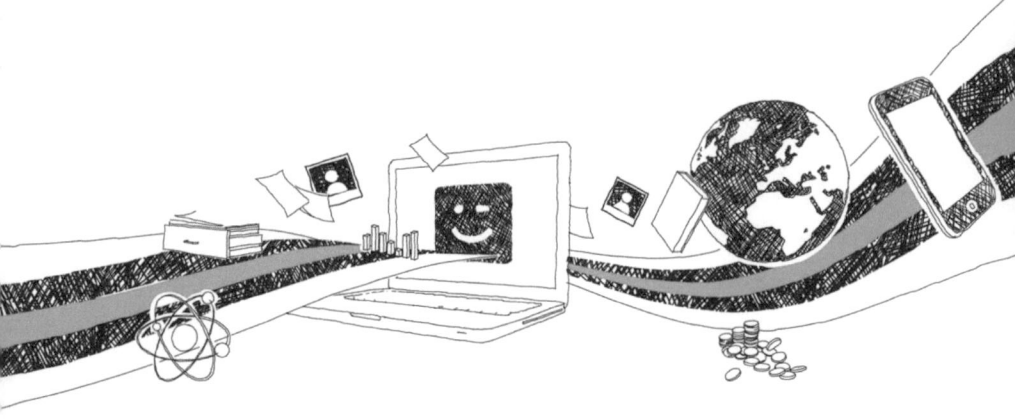

- Wir veröffentlichen Ihre Hausarbeit, Bachelor- und Masterarbeit

- Ihr eigenes eBook und Buch - weltweit in allen wichtigen Shops

- Verdienen Sie an jedem Verkauf

Jetzt bei www.GRIN.com hochladen und kostenlos publizieren

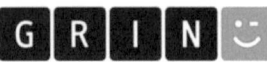